# MALADIES
# DE LA MATRICE,

OU

## EXPOSÉ SUCCINCT

Des Signes qui font reconnaître les diverses Affections qui attaquent cet Organe;

PAR **M. H. VION**,

SAGE-FEMME, EX-RÉPÉTITRICE DE LA MAISON ROYALE D'ACCOUCHEMENS,
ÉLÈVE DE MADAME LACHAPELLE,
DE MM. LES PROFESSEURS CHAUSSIER ET A. DUBOIS, etc., etc.

Paris.

Chez L'AUTEUR, rue Rochechouart, 8.

1837.

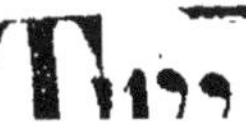

# MALADIES

# DE LA MATRICE.

PARIS.—IMPRIMERIE DE CHASSAIGNON,
RUE GÎT-LE-CŒUR, 7.

# MALADIES
# DE LA MATRICE,

OU

## EXPOSÉ SUCCINCT

Des Signes qui font reconnaître les diverses Affections qui attaquent cet Organe;

PAR **M. H. VION**,

SAGE-FEMME, EX-RÉPÉTITRICE DE LA MAISON ROYALE D'ACCOUCHEMENS,
ÉLÈVE DE MADAME LACHAPELLE,
DE MM. LES PROFESSEURS CHAUSSIER ET A. DUBOIS, etc., etc.

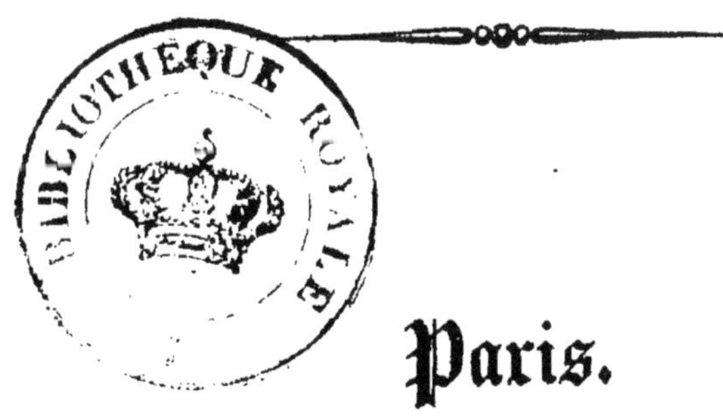


**Paris.**

**Chez L'AUTEUR, rue Rochechouart, 8.**

1837.

# AVANT-PROPOS.

Livrée depuis dix-huit années à la pratique des accouchemens, je fus fréquemment consultée par mes clientes, pour des indispositions plus ou moins graves, dont les symptômes me faisaient reconnaître diverses affections de l'utérus; je me contentai d'abord d'indiquer les moyens hygiéniques, conseillant toujours à ces malades de recourir à leurs médecins, afin de suivre un traitement régulier, conforme aux règles de l'art.

Quelques-unes, avec peine, il est vrai, ont goûté mes avis, et se sont adressées à leurs docteurs; mais la plupart, retenues par la timidité, se sont obstinément refusées à toute exploration faite par un homme, la douleur et la crainte de la mort ne pouvant surmonter leur répugnance, pour une opération qui, à vrai dire, est on ne peut plus pénible pour une femme.

Quel médecin n'a pas trouvé, dans sa clientelle, des femmes qui ont devoré long-temps leurs douleurs, plutôt que de se soumettre aux recherches nécessaires? ce n'est que vaincues par la force du mal, et le dépérissement progressif de leur santé, qu'elles ont consenti au toucher, ou à l'introduction du speculum, mais souvent trop tard, pour entreprendre un traitement curatif, et la médecine est alors réduite à l'emploi des moyens palliatifs, pour éloigner le plus possible le terme fatal.

Cette raison me fit souvent appeler par des praticiens distingués de la capitale. Une longue pratique des études faites sous des maîtres qui ont attiré sur eux l'estime générale, m'ont mise à même de pouvoir leur rendre un compte fidèle des signes observés, soit par le toucher, soit par l'exploration avec le speculum. Partant de ces données, ils ont pu prescrire un traitement qui, lorsque la maladie n'était pas encore arrivée au point où l'art est impuissant, a été, dans la plupart des cas, couronné de succès.

Ces mêmes praticiens, et les malades surtout, satisfaits des cures heureuses, obtenues par la concordance de ces soins qui les délivraient de leurs maux, sans les assujétir à une opération pénible, m'ont, à plusieurs reprises, vivement engagée, dans l'intérêt de l'humanité, de faire connaître le résultat de mes études sur cette spécialité. J'ai long-temps hésité avant de me livrer à la publicité; mais, voyant de jour en jour combien le nombre de ces maladies augmente, sans pour cela diminuer la répugnance des malades ; considérant que tout individu doit secours à son semblable, suivant ses facultés, je me suis décidée à livrer ces quelques pages à l'impression.

Loin de moi la prétention d'innover ; ma tâche sera remplie, et j'aurai, je le crois, rendu un véritable service à mon sexe, si je puis prouver que mes études m'ont mise en état de reconnaître les diverses maladies de l'utérus, et de pouvoir servir d'intermédiaire entre le médecin et les malades.

Fidèle au plan que je me suis tracé, je ne m'occuperai que des affections dont le diagnostic réclame nécessairement le toucher ou l'exploration par le speculum ; en un mot, je ne veux être qu'un auxiliaire intelligent ; que mon doigt ne soit, pour ainsi dire, qu'un doigt surajouté à celui du médecin, et mon speculum un miroir qui rapporte fidèlement les objets soumis à son investigation. C'est donc dans ces dispositions, que je vais essayer de décrire les maladies qui affectent l'organe de la génération chez les femmes ; énoncer avec attention les causes éloignées ou prochaines, les symptômes précurseurs, les signes obtenus, soit par les divers touchers, soit par l'exploration à l'œil nud, ou aidé du speculum ; indiquer sommairement leur marche, leurs terminaisons. Il m'eût été facile d'énumérer les divers traitemens conseillés pour les combattre ; mais connaissant les bornes de mon devoir, j'ai omis à dessein d'en parler. Tels sont les objets dont je me suis occupée dans ce travail, qui réclamait sans doute une plume plus accoutumée que la mienne. Néanmoins, j'espère que les médecins à qui il est spécialement dédié, considérant le but que je me propose, voudront bien l'accueillir avec indulgence, surtout à une époque où l'amputation du col n'est plus considérée comme un moyen innocent et infaillible de guérison.

---

# MALADIES

# DE LA MATRICE.

---

Dans les premières années de l'existence, l'utérus est peu développé et sans influence sur les divers appareils de l'organisation; mais la puberté arrive, et donne à cet organe une activité toute nouvelle. Les organes de la génération, sortant de l'inertie, deviennent le centre d'irradiation sympathique; le parenchyme de l'utérus, plus extensible et perméable, devient apte à ouvrir ses pores au sang menstruel qui va congestionner son tissu, et le laisser échapper au dehors : ce mouvement fluxionnaire se dissipe de lui-même pour reparaître aux époques menstruelles.

Il arrive parfois que l'utérus n'est pas toujours disposé à laisser échapper le sang qui le congestionne; soit disposition interne, soit par quelque cause venue du dehors, il peut persister d'une manière plus ou moins complète, et devenir une cause première d'engorgement congestif de l'utérus, il peut arriver que cette disposition persévère, augmente, et que l'engorgement de l'utérus ne disparaisse plus; c'est alors que les accidens locaux deviennent plus graves; l'engorgement de la matrice peut avoir les signes d'une congestion simple, de phlegmosie aiguë ou chronique, ensuite arriver par tous les degrés de suppuration, passer à l'état cartilagineux; enfin, cet engorgement peut devenir le prélude d'affections cancéreuses.

La matrice peut offrir diverses maladies. Tous les genres d'altérations sont susceptibles d'affecter les tissus qui entrent dans sa composition ; mais, d'après le plan que je me suis tracé, je ne dois parler que des maladies dites chroniques, qui se présentent sous trois formes : l'engorgement, l'ulcération et le cancer.

Le mot engorgement se s'applique qu'aux affections qui produisent l'augmentation des parois de la matrice : le développement de l'utérus dans sa cavité forme une classe à part. Le rapport qu'ont entr'elles ces deux maladies, en rend le diagnostique difficile.

## *Causes générales qui déterminent les Maladies de l'utérus.*

Parmi ces causes, dont le nombre est très-grand, il en est qui agissent lentement, telles qu'un refroidissement après un exercice violent, la danse, une longue course, l'action de s'asseoir sur un corps froid ou l'herbe humide, l'application des réfrigérans sur les cuisses pour arrêter une hémorragie, toutes ces causes agiront d'autant mieux sur l'utérus, que le parenchyme de cet organe se trouvera congestionné par un défaut de menstruation. L'usage des emménagogues détermine souvent des inflammations ; habituellement l'affection occupe le corps de l'utérus chez les jeunes filles, tandis que la maladie débute le plus souvent par le col, chez les femmes qui ont eu des communications sexuelles. Le début des affections utérines s'observe généralement de vingt à trente ans ; c'est souvent aux suites de l'accouchement qu'il faut attribuer les plus grands désordres des altérations organiques de l'utérus; c'est aussi principalement sur le col de l'organe qu'agissent les causes déterminantes de ces lésions. La pression qu'éprouve le col, entre la tête du fœtus et le rebord du détroit supérieur, la brusque dilatation de son orifice, dans un travail trop prompt, l'introduction de la main, pour opérer la version de l'enfant, ou bien l'application des instrumens, produisent la contusion, la déchirure des bords de cet orifice, les contractions violentes de l'utérus sur le corps de l'enfant, surtout si les eaux de l'amnios sont écoulées depuis long-temps; les tractions exercées sur le placenta, avant son entier décollement, les manœuvres employées avec la main, dans la vue de détruire des adhérences contre nature, enfin, le séjour ou la rétention d'un des lobes du placenta dans la cavité utérine, les moyens mécaniques employés pour rappeler les contractions utérines, afin d'arrêter une hémorragie interne ou externe, toutes ces causes, agissant pendant le travail de l'enfantement, disposent l'organe aux métrites aiguës ou chroniques.

Après la délivrance, une infinité de causes peuvent suspendre l'écoulement des lochies, et déterminer, vers l'utérus, un engorgement congestif. L'impression du froid, les frissons, les fièvres intermittentes, les émotions morales, expansives ou concentrées. L'accouchement le plus heureux laisse parfois, à sa suite, un engorgement que dissipe la montée du lait, et qui se résout, pour l'ordinaire, dans les dix ou douze premiers jours qui suivent la délivrance; mais avant que cette résolution soit complète, si la femme se lève trop tôt, qu'elle se refroidisse, ou qu'elle se fatigue, il peut rester un noyau d'engorgement qui, en augmentant, peut devenir l'origine d'altérations profondes.

L'avortement devient une cause redoutable des affections utérines. L'âge critique est rangé au nombre des causes éloignées des maladies de la matrice. A mesure que l'utérus n'a plus de fonctions à remplir, il devient plus compact dans son tissu, ensuite moins perméable; ce mouvement continue et amène des désordres, par cela même qu'il ne se fait plus d'écoulement sanguin. D'autrefois, le tissu de l'utérus a perdu son ressort; il se laisse imbiber par le sang qui le traverse, et donne lieu à des hémorragies abondantes. Chez beaucoup de femmes, l'emploi des chaufferettes, l'usage du café au lait, déterminent des fleurs blanches abondantes. Les affections morales, la tristesse de l'âme, un sentiment de jalousie, une perte de fortune, altèrent souvent la constitution de la femme, et lui impriment des secousses dont l'influence réagit d'ordinaire sur l'utérus. L'hérédité vient encore augmenter les causes énoncées ci-dessus : cette prédisposition héréditaire s'étend aux lésions les plus graves de la matrice, tels que le squirre et le cancer.

## *Symptômes généraux.*

La réunion de plusieurs symptômes peut quelquefois donner l'indice de l'existence de diverses altérations. Dès le début de l'affection, les premiers symptômes se manifestent par un sentiment de pesanteur sur le siége, douleurs lombaires, sacrées ou inguinales, accompagnées de tiraillemens vers les aines. Outre ces douleurs, qui dépendent de la gêne que la matrice exerce sur les parties environnantes, il en est d'autres qui ont leur siége dans l'organe même. Ces douleurs sont désignées, par les femmes, comme une sensation de chaleur ou de brûlure; quelquefois ces douleurs sont aiguës, lancinantes, plus ou moins continuelles; l'approche conjugale est suivie d'un peu de sang, et détermine, parfois, des douleurs qui se dissipent au bout de quelques jours. Cet écoulement sanguin peut être produit par des excoriations, qui se développent à la partie inférieure du museau de tanche. De temps en temps, il survient des petites pertes sans douleurs; ces pertes sont faibles dans leur début, et dans quelques cas heureux, la maladie s'arrête d'elle-même.

L'écoulement blanc, qui accompagne presque constamment les maladies de matrice, ne saurait, ni par sa couleur, ni par sa nature, préciser l'affection qui le fournit. Une matière blanche ou jaunâtre, assez épaisse, annonce une inflammation récente; l'odeur de ces écoulemens ne donne pas de signes plus certains; cependant, le cancer confirmé donne lieu à un écoulement qui porte une odeur tellement infecte, qu'il suffit de l'avoir senti une fois pour ne plus s'y méprendre.

### *Marche.*

Au début de la maladie, lorsque la femme n'est pas épuisée, les mamelles se tuméfient : ce gonflement a constamment lieu lorsqu'une cause quelconque augmente le volume de l'utérus. Ainsi ce phénomène se remarque toujours dans les trois premiers mois de la gestation; les digestions sont difficiles, suspendues; il survient parfois des appétits bizarres et même des signes de gastrites; des vomissemens surviennent à des heures indéterminées; diverses névroses sont le résultat des engorgemens de l'utérus; le caractère de la femme devient emporté, irascible; les hémorragies qui surviennent présentent des variations dans leur couleur et leur consistance : le sang est généralement plus séreux chez les femmes qui sont affaiblies par des pertes abondantes et continuelles. A la suite de ces pertes, la maladie fait des progrès rapides, les douleurs augmentent jour et nuit, les malheureuses femmes n'ont plus de repos. Les pertes, tantôt blanches, tantôt rouges, augmentent de fréquence et d'intensité; l'appétit se perd, les forces de la malade se trouvent épuisées, les seins se flétrissent, la peau devient sèche et terreuse, le teint se fane de plus en plus, enfin arrivent une diarrhée colliquative, des sueurs froides et fréquentes qui terminent la scène.

Les maladies de la matrice ne s'annoncent pas toujours à l'extérieur par des symptômes aussi alarmans. L'utérus peut se trouver affecté d'ulcérations profondes, arriver même à une dégénération sans ressource, et la santé de la femme ne paraît pas avoir souffert, à quelques légers symptômes près; ces femmes n'éprouvent rien vers les parties génitales. Dans d'autres cas, le plus simple engorgement du col, ou une légère excoriation, détermine des symptômes affreux et altère profondément l'organe; il arrive trop souvent que beaucoup d'affections deviennent incurables, sans offrir d'indications pressantes. Les maladies de l'utérus, abandonnées à elles-mêmes, ont le plus souvent une terminaison funeste; quelques-unes peuvent se dissiper spontanément : ainsi, le retour d'une menstruation abondante peut dissiper seul un engorgement récent, dont souvent il est la cause; il y a donc nécessité absolue, dès le début d'une affection utérine, de procéder à l'examen de l'utérus, soit en pratiquant le toucher, soit en introduisant le speculum.

## *Le Toucher.*

Le toucher consiste dans l'introduction d'un ou de plusieurs doigts dans les organes génitaux, pour reconnaître l'état du col de l'utérus et des parties environnantes, souvent même de tout l'organe et des corps qu'il contient. Cette opération devient indispensable pour établir le diagnostique des diverses maladies de l'utérus. Ce mode d'exploration, quoique simple en apparence, demande une longue habitude pour pouvoir apprécier la situation, la direction de la matrice, son volume, sa sensibilité, la consistance du col et du corps de l'utérus; c'est encore par le toucher que nous savons distinguer la vraie grossesse d'avec les productions étrangères.

Le toucher se pratique de trois manières différentes : le toucher vaginal est celui qui se pratique le plus souvent, c'est lui qui nous donne les notions les plus sûres pour apprécier l'état du col et même la partie inférieure du corps de l'organe. Une précaution qui devient indispensable avant de pratiquer le toucher, est de faire évacuer la vessie et le rectum qui, par leur état de plénitude, peuvent apporter de grands obstacles aux recherches qu'on se propose de faire.

On pratique le toucher debout ou couché; la position dépendra des recherches qu'on veut faire; c'est toujours du doigt indicateur de la main droite dont on se sert : on l'enduit d'un corps gras pour en rendre l'introduction plus facile; la main sera placée de champ entre les cuisses de la femme; l'indicateur suivra la face externe du périnée. Arrivé au bord antérieur de celui-ci, on plonge le doigt dans le vagin, en lui donnant une direction de haut en bas, et de devant en arrière ; parvenu au col de l'utérus, on redoublera d'attention, on palpera ses bords, on tâchera de se rendre compte de la dilatation de son orifice, on agira lentement pour épargner la plus légère douleur au col utérin ; le doigt continuera les mêmes recherches à l'extérieur. Afin d'apprécier sa longueur, sa densité, on pressera doucement cet organe, pour juger de sa sensibilité, de sa souplesse ; en soulevant l'utérus, on peut juger de son volume et de sa mobilité ; cette manière de bien saisir la matrice nécessite l'application d'une autre main à l'extérieur, sur l'hypogastre. Lorsqu'on réunit le toucher hypogastrique au toucher vaginal, la malade doit être couchée sur le dos, la tête soutenue, les cuisses fléchies sur le bassin, pour mettre les muscles de l'abdomen dans un état de relâchement ; la matrice, par cette position, deviendra plus accessible aux recherches qu'on se propose de faire. La réunion de ces deux touchers devient indispensable lorsqu'il s'agit de découvrir les diverses affections qui appartiennent au corps de l'utérus, ou bien qui ont leur siège dans l'abdomen.

Le toucher rectal peut remplacer le toucher vaginal ; cette manière d'explorer le corps de la matrice est plus pénible que le précédent, le rectum est la seule voie d'exploration, lorsqu'il y a oblitération ou rétrécissement considérable du vagin ; le toucher rectal, réuni au toucher hypogastrique, peut donner l'étendue du diamètre antéro-postérieur de l'utérus.

Quoique le toucher soit applicable dans bien des cas, il est parfois des circonstances où l'on doit le différer ; on s'en abstiendra quelques jours avant et après les règles. Si la femme est fatiguée ou si elle ressent de vives douleurs, le toucher l'irrite et détermine des contractions involontaires. Toutes recherches ultérieures sont nuisibles chez les femmes qui offrent une matrice volumineuse, entourée de végétations et de cavités pleines de matière putride ; une seule exploration peut donner lieu à des hémorragies, et causer la mort en très peu de temps. Ce premier examen ne suffit pas toujours pour rendre un compte exact sur les affections de l'utérus ; le toucher le plus sûr, le mieux exercé, peut méconnaître une légère ulcération ou une autre affection qui se dérobe à ce sens : la vue pourra donc servir, à l'aide du speculum, à rectifier les erreurs et à compléter le diagnostique.

*Le Speculum.*

Le speculum, ainsi que le nom l'indique, est un miroir creux, qui, par son introduction, révèle les altérations qui ont leur siège dans les parties les plus profondes des organes de la génération. Divers praticiens ont fait subir des modifications plus ou moins heureuses à cet instrument ; mais celui dont on se sert le plus ordinairement, consiste dans un tube d'étain légèrement conique, long de cinq à sept pouces, désigné sous le nom de speculum plein de M. Récamier. L'introduction de ce tube est facile, détermine peu de douleurs et à l'avantage de mettre les parois du vagin à l'abri du caustique, lorsqu'il s'agit de cautériser.

Avant de procéder à l'application du speculum, il devient urgent de faire vider le rectum, afin que la plénitude de cet intestin ne vienne pas mettre obstacle, comme cela s'est vu plusieurs fois. La femme qui est soumise à l'application du speculum doit être couchée sur un lit, en travers, comme dans un accouchement contre nature ; le siège sera placé sur le bord du lit, et soutenu au moyen d'un coussin assez ferme, afin que les parties génitales soient entièrement à découvert; les jambes et les cuisses seront fléchies et écartées, les pieds seront soutenus par des chaises; la poitrine et la tête soulevée, au moyen d'oreillers et de traversins. Avant l'introduction du speculum, on devra procéder au toucher, pour s'assurer de l'état des parties, et principalement de la direction du col utérin. Sans cet examen antérieur, on risque de pousser l'instrument dans un sens contraire au col, et par cela même en rendre la rencontre plus difficile : ce premier soin a pour but de reconnaître la souplesse et le volume de la matrice, et essentiellement de ramener le col au centre du vagin.

Après avoir satisfait à ces premières indications, l'instrument dit speculum doit être chauffé et enduit d'un corps gras, pour en rendre l'introduction plus facile et moins douloureuse; l'instrument sera saisi de la main droite, tandis que la main gauche déprimera légèrement la fourchette, en appuyant sur le périnée. Par ce moyen, on mettra la vulve dans la direction du vagin, on écartera les grandes lèvres, à leur partie moyenne, puis tenant l'instrument par sa grosse extrémité, on l'engagera obliquement; le milieu de l'instrument répondant au centre du vagin, on lui fera suivre une ligne directe, qui irait de l'ouverture vaginale à la pointe du coccyx. Lorsque le speculum a pénétré à un pouce de profondeur, on lui fera faire un mouvement de bascule, qui le ramènera dans la direction de l'angle sacro-vertébral.

Il arrive parfois qu'on est obligé de faire tourner l'instrument, et de lui imprimer de petits mouvemens latéraux qui en facilitent l'introduction; pendant cette manœuvre, on doit recommander à la femme de ne faire aucun effort. L'introduction doit se faire lentement : à mesure que le speculum s'avance, l'œil de l'opérateur découvre les parois du vagin, qui forment une rosace, offrant un orifice au milieu : c'est ce qui a lieu quand le col se trouve au centre du vagin. Il arrive souvent que le col est tellement en arrière, qu'on ne découvre que la lèvre antérieure; on doit donc, dans ce cas, retirer le speculum d'un pouce, puis, le faire rentrer dans une direction oblique, en dirigeant son manche, ou sa tige, en haut, et en devant. Par ce moyen son extrémité s'abaissera vers la partie postérieure du vagin, et parviendra à embrasser exactement le col de la matrice. Le speculum, étant bien appliqué, on tient l'instrument fixé en appuyant sa tige contre le pubis, où elle est maintenue par un aide ou par la malade même.

Si le jour de l'appartement ne suffisait pas, on y suppléerait par la lumière d'une bougie. Le speculum, étant bien appliqué, il reste à l'œil de bien examiner l'extérieur du col; après ce premier examen, on devra pousser les recherches plus loin. Parfois les lèvres du museau de tanche, atteintes d'hypertrophie, sont accolées l'une à l'autre, et masquent des ulcérations profondes qu'on ne peut découvrir qu'en soulevant la lèvre antérieure au moyen d'un petit bâtonnet. Ce mode d'exploration donne aussi une juste idée de la consistance de cet organe.

## *Engorgemens.*

Les engorgemens se divisent : en engorgement simple ou hypertrophie, engorgement mou hémorragique, et engorgement dur par inflammation chronique.

### *Engorgement simple.*

L'hypertrophie, ou l'engorgement simple, est déterminé par l'abord et la rétention du sang qui se trouve poussé dans le parenchyme de l'utérus; cet engorgement se fait lentement, quand il résulte du défaut menstruel. Le contraire a lieu après l'accouchement à terme; la matrice acquiert en peu de temps le volume qu'elle avait au quatrième mois de la grossesse.

L'hypertrophie peut occuper le col et même le corps de la matrice, ou bien se fixer sur une de ces parties; mais, le plus fréquemment, cette affection se borne au col de l'utérus; cet engorgement est accompagné de tous les symptômes décrits ci-dessus, et suivi parfois d'écoulemens blancs assez fétides. Pour s'assurer de cette espèce d'engorgement, il est indispensable d'avoir recours au toucher. En pratiquant cette opération, le doigt sentira une chaleur anormale, qui s'étend le long du vagin jusqu'au col de l'utérus; la matrice offre plus de sensibilité, son volume se trouve augmenté comme à six semaines de conception. Si l'hypertrophie se borne au col, on trouvera l'orifice dilaté, au point que le doigt pourra parcourir toute la face interne du col; si l'engorgement s'étend au corps, la matrice acquiert un volume surprenant. C'est alors que le toucher rectal peut donner des notions plus étendues sur le volume et la souplesse de la matrice. A l'aide du speculum, on découvre le col tuméfié, effacé comme à sept mois de grossesse, chez les femmes qui ont eu plusieurs enfans; la couleur est uniforme, d'un rouge foncé; il existe parfois des ulcérations simples que le doigt ne peut reconnaître sans l'aide du speculum.

Lorsque l'hypertrophie est devenue considérable, on pourrait la confondre avec un ramollissement extrême du tissu utérin. On ne trouve plus ce tissu élastique, spongieux, comme dans le premier cas, mais bien un ramollissement presque liquide qui fuit sous la pression du doigt; cette dégénérescence des tissus annonce un état cancéreux.

Quand l'engorgement ou hypertrophie existe, l'utérus, en se développant, acquiert plus de pesanteur; cet engorgement détermine d'autant plus facilement sa précipitation, que ses ligamens auront été relâchés, et que le vagin se trouvera élargi par plusieurs grossesses. La constipation, la rétention d'urine, sont les suites inévitables de la pression occasionée par le déplacement de la matrice. Quelle que soit la nature de l'engorgement, il dispose toujours la matrice au prolapsus : cette chûte de matrice s'observe même chez les femmes qui n'ont pas eu d'enfans; elle peut devenir une cause d'infécondité, et mettre obstacle au retour des règles.

### *Engorgement mou, hémorragique.*

L'engorgement mou, hémorragique, est déterminé par une surabondance de sang dans le tissu utérin; mais il diffère de l'hypertrophie, en ce qu'il est suivi d'un écoulement de sang, qui ne diminue en rien la congestion. Au contraire, l'engorgement tend, malgré ce dégorgement, à persister et à augmenter les accidens; cette affection a pour symptôme constant un écoulement de sang continuel, avec redoublemens plus ou moins fréquens. Toutes les fois qu'il surviendra un écoulement de sang, hors le temps des règles, l'exploration de l'utérus est indispensable pour établir un diagnostique certain sur la cause essentielle de l'hémorragie. Comme cette altération s'étend ordinairement au col de la matrice, on obtiendra, par le toucher et au moyen du speculum, les signes qui la caractérisent.

En pratiquant le toucher, on trouve la matrice augmentée de volume, surtout vers son col; l'orifice utérin agrandi, tuméfaction, amollissement du col en entier, écoulement de sang qui survient toujours lorsqu'on pratique le toucher. Avec le speculum, on trouve, au fond du vagin, une tumeur engorgée, formée par le col de l'utérus, offrant un rouge brun ; sa surface paraît lisse à la vue. L'engorgement mou hémorragique offre trois périodes bien distinctes.

La première s'annonce par des hémorragies aux époques menstruelles, ou qui surviennent à la suite de l'accouchement; les effets locaux de ce premier degré sont : l'augmentation de volume de la matrice vers son col, couleur rouge plus foncée, orifice utérin agrandi en proportion de l'engorgement. La fréquence de ces hémorragies, leur retour à des époques plus ou moins rapprochées, caractérisent la seconde période de cette maladie; alors les symptômes sont en rapport d'intensité avec l'abondance et la durée des hémorragies; ces pertes sont suivies d'affaiblissement général, de tintemens d'oreilles, vertiges, éblouissemens, pendiculations, décoloration des tissus, en un mot, tous les phénomènes qui accompagnent toutes pertes abondantes de sang. L'engorgement est peu considérable, mais le ramollissement est augmenté; à l'aide du speculum, on voit au fond du vagin une tumeur formée par le col, enduite de sang caillé, offrant des inégalités au toucher; en pressant le col, on voit un fluide noir sortir de la tumeur comme si on l'exprimait d'une éponge. L'âge critique favorise encore le retour du mouvement fluxionnaire; la perte de ressort, l'affaiblissement organique du tissu utérin qui se laisse distendre et infiltrer par le sang qui s'y précipite; enfin, arrive la troisième période. En examinant l'organe, on trouve un col entièrement effacé, un orifice large, tuméfié, déformé, servant de base au corps de l'utérus; le col est représenté par l'altération même; la face interne de la matrice se trouve ramollie, détruite en partie et transformée en ulcère. A ces phénomènes locaux viennent se joindre les symptômes généraux, dont les principaux sont : l'amaigrissement jusqu'au marasme, la décoloration des tissus provenant des pertes continuelles et abondantes, un teint jaune-paille, accompagné de boursoufflure, comme dans toutes les affections cancéreuses. Il arrive parfois que ces hémorragies s'arrêtent pour un moment, et reparaissent au bout de quelques temps avec plus de force et d'intensité, et finissent par résister à tous les moyens mis en usage pour les combattre.

*Engorgement dur.*

L'utérus peut être affecté d'engorgement dur par inflammation chronique, dans toute son étendue; mais cette affection se borne le plus souvent au col. Les causes prédisposantes des engorgemens durs sont la suppression du sang menstruel, la disparition des lochies après l'accouchement, la suspension des hémorragies par l'action du froid, les émotions morales, la présence d'un pessaire, sont autant de causes qui agissent lentement sur la matrice. L'avortement, les efforts de l'accouchement, l'introduction de la main pour aller à la recherche des pieds; l'application des instrumens pour terminer l'accouchement, les tractions faites sur le cordon ombilical dans la vue de décoler le placenta, lorsque celui-ci est encore adhérent; enfin la présence de la main dans l'utérus, soit pour extraire les caillots, soit pour faire cesser l'inertie de la matrice, sont autant de causes qui agissent directement et déterminent des métrites aiguës. L'affection, devenant chronique, finit par amener lentement les engorgemens durs de l'utérus; l'âge, dit critique, devient encore cause éloignée de l'engorgement, soit par les changemens que cette époque amène dans la matrice, soit par les dérangemens qu'elle provoque dans la menstruation. Ces engorgemens durs peuvent conserver le caractère de métrite chronique; mais au retour de l'âge, ils ont de la tendance à passer à l'état de squirrhe ou de cancer confirmé.

La matrice peut être affectée d'un engorgement dur, sans occasioner d'autres troubles dans les fonctions, que ceux qui résultent de la pression continuelle que la matrice exerce sur les parties molles qui sont contenues dans le bassin, tels que tiraillemens dans les aines, épreintes vésicales et intestinales, difficulté d'uriner et d'aller à la garde-robe. Il survient parfois des nausées accompagnées de vomissemens; la fièvre s'annonce quelquefois, lorsqu'il survient des congestions violentes vers l'utérus. En pratiquant le toucher, on trouve la matrice lourde et augmentée de volume; son tissu est dur, sa surface est lisse, le doigt ne découvre ni bosselure, ni enfoncement qui caractérisent le squirrhe; cet engorgement dur est souvent compliqué d'ulcérations et même de végétations que l'œil distingue au moyen du speculum.

L'engorgement, peu considérable, s'oppose rarement à la fécondité ainsi qu'à la grossesse; mais il arrive quelquefois que la terminaison de l'accouchement n'est pas aussi favorable et que l'art est forcé de venir à l'aide de la nature. Dans ces cas difficiles et rares, on est obligé d'avoir recours aux grands bains, à la saignée, aux injections mucilagineuses, à l'extrait de belladone, et quelquefois même les scarifications sont mises en usage pour terminer l'accouchement. Les engorgemens durs sans ulcération diminuent l'écoulement menstruel, et la dysménorrhée est le signe le plus constant de cette affection. Si la résolution s'opère, les règles deviennent plus abondantes, et reprennent leur cours accoutumé. Les maladies avec lesquelles on pourrait confondre l'engorgement dur du col, sont le boursoufflement du vagin ou bien le développement d'une tumeur dans les parois de ce canal; le speculum pourra lever tous les doutes. Les signes de l'engorgement du corps sont infiniment plus obscurs; ainsi l'augmentation de volume du corps de la matrice peut être produit par une vraie grossesse, une grossesse extra-utérine, un polype, une mole, des hydatides, la rétention du sang menstruel dans la cavité utérine par suite de l'oblitération de son orifice.

Les altérations qui se développent restent souvent stationnaires pendant des mois et même des années, les émotions morales, les époques menstruelles, l'âge critique, ont sur tous ces engorgemens une influence fâcheuse; la durée de ces affections est indéterminée. Méconnus dans leur nature, les engorgemens durs de la matrice se terminent souvent d'une manière funeste pour la femme; les engorgemens qui surviennent après l'accouchement, ou à la suite de l'avortement, sont susceptibles de résolution. En général, le pronostic sera plus grave pour les engorgemens qui se développent chez les femmes qui sont sur le retour de l'âge.

Les engorgemens peu considérables peuvent se guérir par le seul bénéfice de la nature, si les femmes consultaient toujours, dès le début de la maladie. Le praticien appelé à temps pourrait, dans bien des cas, détourner les causes qui entretiennent l'engorgement, le faire disparaître par divers moyens; mais au contraire, si le médecin se trouve mandé trop tard, qu'il ne puisse se rendre maître de la maladie, l'engorgement tend le plus souvent à marcher vers des altérations profondes. Cette induration passe à l'état d'ossification et se change en squirrhe, ce dernier en se ramollissant finit par amener l'ulcération qui détermine le cancer bien confirmé.

Le col de l'utérus peut se trouver entouré, recouvert de végétations; leur forme, leur volume, sont très variables. Ces végétations sont insensibles, molles, saignantes, et donnent lieu parfois à une secrétion muqueuse plus ou moins abondante; leur développement est lent, et occasione peu de trouble dans les fonctions.

*Ulcérations.*

La matrice peut devenir le siège de diverses ulcérations; il en est qui sont très simples et sans engorgement, et d'autres qui ont une tendance à faire des progrès indéfinis, à devenir des cancers confirmés, ou bien des ulcères cancéreux.

On divise les ulcérations en trois classes : l'ulcère simple sans engorgement, l'ulcère chancreux, l'ulcère carcinomateux, compliqué de végétations cancéreuses.

*Ulcère simple.*

L'ulcération simple sans engorgement est une solution de continuité, siégeant le plus souvent sur le col de la matrice. Cette altération consiste dans la destruction complète de la membrane muqueuse qui recouvre le col de l'utérus. L'ulcération superficielle est difficile à apprécier par le toucher; les douleurs que l'on réveille par le frottement du doigt sur le point ulcéré, peut faire supposer l'ulcération. Dans bien des cas, le col utérin étant plus ouvert, permet au doigt de pénétrer dans la cavité interne du col; on sent la muqueuse épaissie comme veloutée; quels que soient les soins que l'on apporte au toucher, le doigt revient toujours taché de sang. L'application du speculum devient indispensable; l'œil découvre une ulcération s'étendant parfois à toute la surface de la lèvre postérieure; souvent aussi elle offre peu d'étendue. Dans d'autres cas, elle présente une excavation légère ; ses bords sont peu saillans, comme usés en biseau, sa surface est d'un rouge plus ou moins vif; il en sort un liquide puriforme, et quelquefois sanguinolent. Il arrive parfois que ces ulcérations prennent naissance entre les deux lèvres du museau de tanche, et s'étendent jusqu'à la partie inférieure de la cavité utérine. Le rapprochement des deux lèvres boursoufflées suffit, dans bien des cas, pour masquer l'altération. Ce n'est donc qu'en soulevant, à l'aide d'un petit bâtonnet, la lèvre antérieure, qu'il sera possible d'apprécier les ulcérations qui siégent dans l'intérieur du col. Cette affection détermine toujours un sentiment de chaleur brûlante dans le fond du vagin, accompagné de cuisson, de picottemens; l'approche maritale ne peut être supportée qu'en produisant des douleurs très pénibles. Ce qui pourrait venir compliquer ces ulcérations, c'est le développement d'une tumeur variqueuse qui, par la rupture de ses vaisseaux, pourrait donner lieu à des hémorragies foudroyantes.

*Ulcère chancreux.*

Le caractère qui distingue essentiellement l'ulcère chancreux de l'ulcère simple, c'est que cette espèce d'ulcère a un penchant à s'étendre autant en profondeur qu'en largeur. Pour constater l'existence de ces ulcères, il faut avoir recours à l'examen des parties, soit en pratiquant le toucher, soit en s'aidant du speculum; le doigt distinguera que la base qui soutient cette espèce d'ulcère, offre un tissu gonflé, plus ou moins dur. Ses bords sont inégaux, comme frangés et coupés à pic, laissant écouler une matière d'une odeur désagréable. Le fond de ces ulcères est recouvert d'une couche grisâtre qui se détache et se renouvelle sans cesse. Cette affection détermine des douleurs lancinantes que les malades cherchent à éviter en changeant de position à tout moment, et les variant à l'infini.

### *Ulcère carcinomateux.*

On nomme ulcère carcinomateux, toute ulcération du col utérin siégeant sur des tissus engorgés, à bords durs, mamelonnés, renversés en dehors, donnant lieu à des écoulemens de matière fétide, et coïncidant avec des douleurs lancinantes. L'ulcère carcinomateux commence toujours par l'ulcération simple ; ce n'est que consécutivement que sa base prend le caractère squirrheux. Ces ulcérations n'offrent pas de caractères certains, surtout quand la dégénérescence est peu étendue. On peut confondre cette espèce d'ulcère avec le cancer ulcéré, puisque tous deux offrent des ulcérations à sa base dure.

Les excroissances ou végétations qui se développent sur le col de la matrice ne sont qu'une suite, ou le résultat des cancers ulcérés ; ces ulcérations donnent souvent naissance à des bourgeons charnus plus ou moins développés ; ces végétations augmentent rapidement, et forment des tumeurs molles, fongueuses qui saignent au plus léger attouchement ; quelquefois même il s'échappe beaucoup de sang. Ce symptôme est commun à toutes les végétations, quand elles sont parvenues au dernier degré de développement ; elles se joignent entr'elles, elles s'anastomosent, et forment un champignon qui obstrue le pourtour du col, et met obstacle à l'exploration du doigt ou du speculum. Si l'on pratique le toucher, le doigt entrera dans les tissus comme dans un bourbier ; dans d'autres circonstances, le doigt détache facilement des portions plus ou moins putréfiées, qui répandent une odeur fétide qui persiste longtemps après, malgré les plus grands soins de propreté.

*Engorgemens cancéreux.*

Tout engorgement dur ou mou qui se trouve formé aux dépens du tissu utérin, et qui, par son ancienneté, annonce un caractère incurable, doit être considéré comme appartenant aux affections cancéreuses. L'engorgement cancéreux se présente sous trois formes différentes : l'engorgement cartilagineux, le cancer ou engorgement squirrheux, et le cancer mou, hémorragique.

L'engorgement cancériforme, cartilagineux ou osseux, est la suite des progrès des métrites chronique ou d'induration. Les causes et les symptômes généraux sont les mêmes que dans l'engorgement dur; les douleurs sont plus vives et deviennent plus fréquentes dans le commencement de la métrique chronique; le squirrhe, qui en est le résultat, forme des engorgemens qui envahissent une portion de l'utérus. Quelquefois l'affection se borne à l'une des lèvres du museau de tanche, et parfois aussi attaque le col en entier. Le corps de l'utérus n'est pas moins exempt de ces engorgemens : la tumeur peut se développer dans une portion du corps, et quelquefois envahir l'organe en totalité. Si l'on pratique le toucher, le doigt distingue une tumeur dure, plus ou moins volumineuse, provenant de la matrice même qui est devenue en partie osseuse; le tissu de la matrice est dur, sa surface est lisse, le doigt ne distingue, ni bosselure, ni enfoncement. A l'aide du speculum, l'œil découvre un col utérin qui lui offre une couleur d'un blanc mat, un peu semblable à la couleur de l'ivoire. Quand cette altération n'affecte qu'une partie de l'organe, la matrice peut conserver sa forme; l'augmentation de son volume, sa dureté, son insensibilité, entraînent peu d'accidens, si ce n'est une pesanteur sur le siège, qui nuit souvent à la sortie des urines et des matières fécales. Il peut arriver que, par suite d'un développement considérable, la matrice se trouve comme expulsée hors des parties externes de la génération.

Lorsque le squirrhe est primitif, et non le résultat de diverses altérations, dès son début il offre des signes qui lui sont particuliers. Cette affection offre, dès son commencement, un petit point dur qui devient le siège d'élancemens. Lorsqu'il augmente de volume, il perd sa forme première, et offre au toucher une surface inégale et bosselée; mais lorsqu'il est parvenu à ce point, il est difficile de le distinguer des engorgemens durs. Dans le commencement, le squirrhe de la matrice peut être inconnu, ignoré, tant qu'il restera à l'état de crudité, mais lorsque l'affection fait des progrès, elle offre des caractères principaux qui sont : augmentation du volume de l'organe avec induration, bosselures ramollies, parfois ulcères accompagnés d'écoulemens plus ou moins abondans, hémorragies fréquentes, douleurs très-vives, et de plus tous les symptômes ou accidens dépendant du poids et du volume de la tumeur.

La marche du squirrhe de la matrice est très-lente à son début; mais elle devient très-rapide, dès que le ramollissement s'établit. Ce ramollissement s'annonce par l'exudation d'un sang noir qui paraît sortir de la tumeur, comme dans le cancer sanguin; l'inflammation vient aggraver les accidens, et déterminer parfois des douleurs très-vives. Dans certains cas, il survient des pousses turberculeuses qui font saillie dans le vagin, et s'opposent à l'introduction du doigt ou du speculum. Ces espèces de végétation secrètent une matière tellement abondante, qu'il est des femmes qui se trouvent constamment mouillées, et salissent jusqu'à quarante serviettes par jour.

Le cancer sanguin est le résultat de l'engorgement mou parvenu au troisième degré, et forme la dernière période. En pratiquant le toucher, on reconnaîtra le cancer sanguin à un tissu mou, élastique, au gonflement sans déformation de la matrice, à l'espèce de crépitation que le doigt éprouve en le comprimant. Il survient des écoulemens continuels d'un sang noir, mêlés de caillots plus ou moins volumineux : ces écoulemens sont souvent accompagnés de lambeaux putréfiés et de matière fétide, résultant de la décomposition des tissus altérés. Avant que la maladie soit arrivée à un degré si avancé, il survient des hémorragies très-abondantes qui compromettent l'existence de la femme; ces hémorragies sont d'autant plus redoutables, qu'on ne peut ni les prévoir, ni éloigner les causes qui les entretiennent, et qu'elles font succomber les femmes en très peu de temps.

On pourrait confondre le cancer, mou ou sanguin, avec le squirrhe ramolli. La différence qui existe entre ces deux états, consiste en ce que, dans le premier cas, la maladie ne se borne pas toujours au col, elle peut envahir le corps de la matrice. Le cancer s'annonce et se développe sans douleur; mais, en revanche, il est accompagné d'hémorragies foudroyantes. Le cancer squirrheux est plus fréquemment fixé au col, on le voit rarement occuper la cavité utérine ; dès son origine, il devient le siège de douleurs assez vives. Les hémorragies ne surviennent que lorsqu'il est parvenu à un ramollissement extrême, ce qui pourrait le faire prendre pour un fongus du col utérin.

### *Phénomènes communs appartenant aux affections cancéreuses.*

Quelle que soit l'origine du cancer, l'affection faisant des progrès détermine tôt ou tard des écoulemens abondans, ces pertes sont rouges ou blanches ; ordinairement ces deux écoulemens augmentent de fréquence et d'intensité. Dans un temps plus éloigné, il survient un écoulement de matière fétide, sanguinolente, accompagnée de caillots noirs et de lambeaux de chair putréfiée. Jusque là les forces de la malade se soutiendront, tant que des symptômes apparens ne viendront pas détruire l'espérance du praticien; espérance limitée aux seules forces de la nature, si puissante dans bien des cas.

Ces symptômes sont annoncés par les douleurs et le retour précipité des hémorragies foudroyantes; ces douleurs deviennent parfois déchirantes; elles se font sentir dans le bas-ventre, s'étendent dans le bassin, aux lombes, se portent vers le coccyx, elles correspondent aux aines jusqu'au devant des cuisses. Ces douleurs sont tellement pénibles, qu'elles enlèvent jusqu'au sommeil, et rendent la vie très pénible aux malheureuses femmes. Lorsque la maladie arrive à sa fin, elle détermine souvent des attaques de nerfs. Le retour des hémorragies, leur abondance se succèdent avec une telle rapidité, que les femmes sont épuisées, et la mort arrive avant même que la maladie ne soit parvenue au dernier degré.

A tous ces phénomènes locaux viennent se joindre les symptômes généraux, dont les principaux sont un amaigrissement jusqu'au marasme. Il s'y joint l'œdeme accompagné d'hydropisie, la décoloration des tissus; la peau prend la teinte jaune-paille, caractéristique des affections cancéreuses; les digestions ne se font plus, la faiblesse augmente rapidemment, la peau devient sèche et terreuse, une diarrhée colliquative, accompagnée de sueurs abondantes, termine la scène.

Il est très rare que cet état se prolonge plus de six semaines ou deux mois, après l'apparition des premiers accidens.

FIN.

www.ingramcontent.com/pod-product-compliance
Ingram Content Group UK Ltd.
Pitfield, Milton Keynes, MK11 3LW, UK
UKHW020223200726
13856UKWH00004B/1583

9 782012 943131